Docteur René CABON
DE LA FACULTÉ DE MÉDECINE DE PARIS
ANCIEN EXTERNE DES HOPITAUX DE PARIS

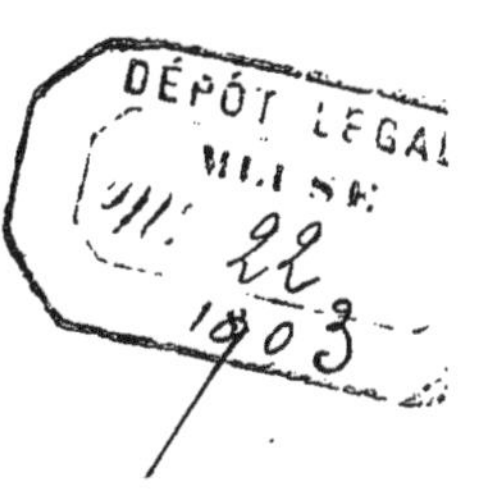

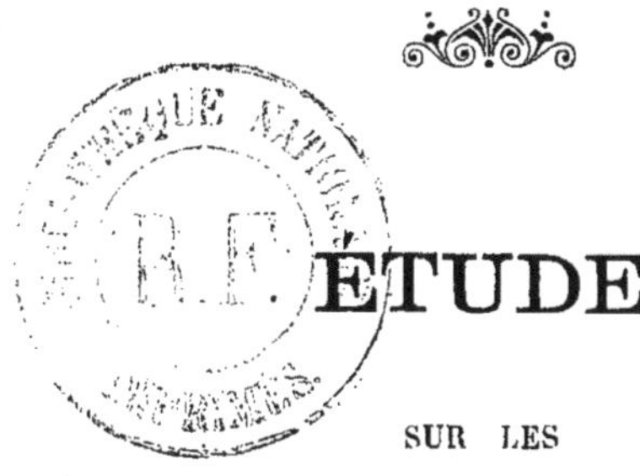

ÉTUDE

SUR LES

Accidents paralytiques

POST-OPÉRATOIRES

PARIS
SOCIÉTÉ D'IMPRESSION & D'ÉDITION
L. BOYER, Directeur
49, RUE MONSIEUR-LE-PRINCE, 49

1902

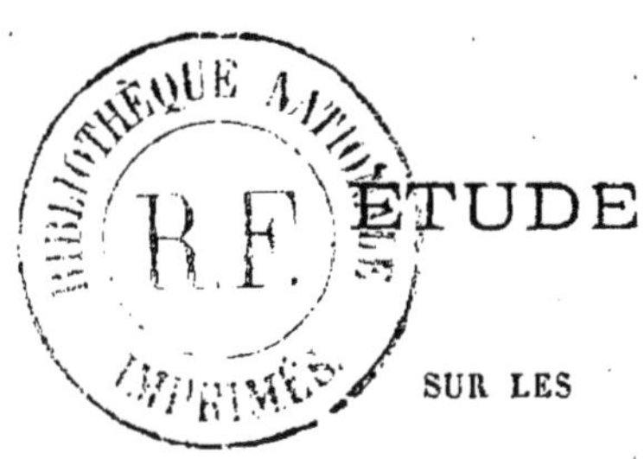

ÉTUDE

SUR LES

Accidents paralytiques

POST-OPÉRATOIRES

Docteur René CABON
DE LA FACULTÉ DE MÉDECINE DE PARIS
ANCIEN EXTERNE DES HOPITAUX DE PARIS

ÉTUDE

SUR LES

Accidents paralytiques

POST-OPÉRATOIRES

PARIS
SOCIÉTÉ D'IMPRESSION & D'ÉDITION
L. BOYER, Directeur
49, RUE MONSIEUR-LE-PRINCE, 49

1902

A LA MÉMOIRE DE MON PÈRE

A MA MÈRE

A MES FRÈRES

A LA FAMILLE DELAVIER

A MES AMIS

A MON PRÉSIDENT DE THÈSE

MONSIEUR LE DOCTEUR BERGER

Chirurgien des Hôpitaux de Paris
Membre de l'Académie de Médecine

INTRODUCTION

A la suite de l'anesthésie par le chloroforme, il n'est pas très rare de voir survenir des paralysies, qui sans avoir des conséquences graves, peuvent donner lieu à des accidents sérieux.

L'étude de l'influence du chloroforme sur l'économie nous permettra peut-être d'en dégager les origines.

Les paralysies survenant après l'administration du chloroforme dans une opération ont une localisation des plus variées ; tantôt l'on se trouve en présence d'une hémiplégie, d'une monoplégie, d'une paralysie faciale double ou simple, de paralysies radiales, cubitales, et du plexus brachial tout entier.

Les paralysies qui atteignent les membres, se localisent de préférence, d'après les observations diverses, au membre supérieur.

Il nous a paru intéressant de rechercher les causes de ces paralysies, et de leurs diverses localisations. Elles sont généralement d'un pronostic bénin et leur guérison survient à courte échéance avec ou sans traitement.

Dans cette modeste étude nous donnerons un aperçu

des différentes formes paralytiques, nous essaierons d'en former la pathogénie, et nous publierons quelques observations à l'appui de nos idées.

Nous sommes heureux d'adresser en tête de ce travail, à nos maîtres et professeurs de l'Ecole de Paris nos remerciements pour leur enseignement aussi éclairé que bienveillant. Nous tenons à exprimer notre gratitude particulièrement envers MM. les docteurs Landrieux, Reynier, Segry, Tessier, pour l'enseignement qu'il nous ont donné dans leurs services.

Nous garderons une grande reconnaissance à M. le docteur Hischmann qui a bien voulu nous indiquer ce sujet, et nous faire profiter de ses conseils, pour nous faciliter notre tâche.

Que Monsieur le professeur Berger veuille bien agréer l'hommage de notre gratitude, pour l'honneur qu'il nous fait en acceptant la présidence de notre thèse.

CHAPITRE PREMIER

Dans ce chapitre, sans insister sur les rapports de cause à effet, nous allons exposer rapidement les principales localisations paralytiques. Nous nous appuierons sur un certain nombre de faits observés par des chirurgiens, tels que Cosse, Hokmol, Ingelrans, Schwartz, Ozenne, Reynier et Phocas.

Les paralysies post-chloroformiques ayant leur siège sur les membres peuvent atteindre indifférement tel ou tel nerf, aussi bien le radial, que le cubital ou le médian : parfois le plexus brachial en entier. Les muscles atteints par la paralysie sont très variables, tantôt ce sont les fléchisseurs, tantôt les extenseurs, ou bien d'une paralysie radiale type avec paralysie des 2 groupes antagonistes et des interosseux.

Dans d'autres cas il n'y aura qu'une diminution plus ou moins considérable des mouvements de flexion de l'annulaire et du petit doigt, avec diminution de la sensibilité ; on est en présence d'une véritable paralysie à type cubital.

Du côté du plexus brachial, la paralysie peut revêtir deux formes différentes ; paralysie totale, ou bien porte simplement sur le deltoïde, le brachial antérieur le biceps et le long supinateur. Nous avons alors la paralysie brachiale supérieure, dite de Duchenne Erb.

Aux membres inférieurs, les paralysies post-chloroformiques sont plus rares, et nous citons un de ces cas, avec localisation sur le groupe musculaire antéro-externe de la jambe (jambier antérieur extenseur propre du gros orteil, l'extenseur commun des orteils).

Les autres groupes musculaires sont souvent moins atteints, mais nous en avons vu un cas avec paralysie des péronniers latéraux, du groupe antéro-externe et des fléchisseurs.

Après l'exposé de ces localisations diverses, on peut poser une première question.

Ces paralysies complexes sont-elles dues réellement à l'action du chloroforme? si l'on examine de près les différentes circonstances dans lesquelles l'accident se produit, pendant l'opération, on est enclin à porter un jugement tout différent. Nous reviendrons du reste sur cette question en traitant de la pathogénie de ces paralysies.

Quant aux paralysies localisées aux viscères on n'a pas d'exemple bien positif; en tout cas elles seraient dues tout au plus à une diminution passagère de la tonicité des différents organes thoraciques ou abdominaux, diaphragme, estomac, intestin. Ce ne sont que des parésies momentanées analogues à celles qu'on observe quand on donne du chloroforme à une femme en couche, dont l'utérus continue à fonctionner avec beaucoup moins d'irrégularité et d'intensité.

A côté de ces paralysies dissociées des membres, on a observé des cas d'hémiplégie, de monoplégie et de paralysie faciale. On se trouve en face de faits qu'il est beaucoup plus difficile d'apprécier. C'est surtout dans ces circonstances qu'il serait plausible de donner une action directe au chloroforme.

Quand on endort un malade, le chloroforme produit l'anesthésie en agissant à la fois sur le cerveau, sur le bulbe et sur la moelle.

En effet, qu'est-ce qui se passe au début de la narcose ?

On met une compresse au-dessus du nez et de la bouche du sujet, on le fait respirer fortement; le malade se débat, il a de l'excitation, du délire. Ensuite, la sensibilité disparaît, puis la motilité et en dernier lieu survient l'anesthésie utile, caractérisée par la résolution musculaire.

Quand l'on dépasse les deux premières périodes, on a une action directe sur le bulbe, dont on ne peut mesurer l'intensité, et qui fait quelquefois courir de grands risques. C'est alors que surviennent certains accidents, qui tout en n'étant pas mortels, peuvent avoir des suites assez sérieuses : hémiplégie, paralysie faciale double ou unilatérale.

L'hémiplégie et la paralysie faciale post-chloroformiques ne présentent que des symptômes peu alarmants, mais elles se compliquent quelquefois de stupeur, de surdité verbale et d'aphasie.

Si l'on examine les observations d'Ingelrans, de Phocas, de Lacaille, cette aphasie est passagère et ne laisse aucune lésion durable. Quant à l'hémiplégie, elle n'est également que passagère, ne donne ni abolition complète de la sensibilité, ni contracture. Les paralysies faciales sont, en somme, dues à une action passagère du chloroforme sur le plancher du quatrième ventricule, où le facial prend son noyau d'origine avec le nerf moteur oculaire externe.

Maintenant que nous venons d'énumérer les accidents paralytiques produits par le chloroforme, nous allons essayer d'en commenter la pathogénie.

CHAPITRE II

Avant d'aborder toute discussion, nous allons exposer l'action physiologique du chloroforme sur les malades. Le chloroforme est absorbé facilement par toutes les muqueuses, la peau et le tissu cellulaire. Dans la narcose, la vie pulmonaire est seule utilisée pour produire l'anesthésie. En employant la voie sous-cutanée, il faudrait faire usage de doses de chloroforme beaucoup plus élevées, et l'on n'obtiendrait qu'un résultat très aléatoire.

De plus, dans ce cas il y aurait accumulation de l'anesthésique, mais l'élimination pulmonaire suffit pour éviter ce contretemps.

D'après Willième et Duret l'anesthésie chloroformique présente quatre périodes principales, au cours desquelles peuvent se produire des accidents. Une première période caractérisée par la suppression des fonctions de la protubérance et de la moelle, une deuxième la suspension des fonctions du bulbe et des nerfs organiques comme principe des mouvements respiratoires et cardiaques : cessation de la respiration et arrêt du cœur.

Cette marche régulière et physiologique de l'anesthésie peut être entravée par différentes causes indépendantes du chloroforme. On a pu endormir un malade sans soupçonner l'arterio-sclérose, la syphilis ; on n'a peut-être pas examiné le cœur et l'on peut avoir devant soi un sujet ayant des défaillances, des lipothymies, des accès de dyspnée, d'apnée, de l'affaiblissement du cœur, de la petitesse, de l'intermittence, de l'irrégularité du pouls. Dans ces cas il est prudent de s'abstenir ou du moins l'on est prévenu contre les accidents ultérieurs. A côté de ces symptômes, il faut reconnaître que l'hystérie peut donner lieu à des accidents, pouvant prendre la forme franchement hémiplégique avec aphasie, tel est le cas que Phocas rapporte au mois d'août 1898.

Ces considérations pourraient peut-être paraître inopportunes, cependant il semble qu'elles permettent d'éliminer un certain nombre de lésions, pouvant produire des accidents que l'on attribuerait exclusivement à l'action du chloroforme.

A quoi devons-nous donc attribuer les paralysies post-chloroformiques ? Existe-t-il une simple coïncidence entre l'accident et l'administration du chloroforme ? ou bien y a-t-il une véritable relation de cause à effet, soit que le chloroforme exerce une action directe ou simplement favorisante ?

Pour répandre un peu de clarté sur ces différents points, il faut connaître les circonstances ayant accompagné l'opération, quel était l'état général du sujet au moment de la narcose et si la substance employée offrait toute garantie d'impuretés.

Il semble en effet que trois facteurs principaux entrent en ligne de compte :

La position que le malade avait pendant l'opération ; savoir si l'on avait affaire à une compression ; la composition de l'agent anesthésique, qui doit être absolument dépourvu d'impuretés et que le chirurgien doit vérifier avant la narcose. C'est surtout dans ce cas que l'on peut imputer au chloroforme des accidents toxiques.

Un troisième facteur encore important à connaître est l'action que peut produire le chloroforme sur la substance cérébrale elle-même ou la circulation encéphalique. Enfin d'examiner le malade au point de vue de son état général.

Verhoogen, Casse, Ingelrans disent que les paralysies survenant aux bras, aux jambes sont dues pour la plupart à une position vicieuse, par exemple : élongation de ces membres pendant l'opération. D'après Büdinger les membres du sujet peuvent prendre une position à angle droit avec le thorax, dans ce cas particulier on aura une compression du plexus brachial par la première côte.

Si les bras sont dans la position de Sylvester, c'est-à-dire surélevés, la partie moyenne de la clavicule vient porter sur les apophyses transverses des sixième et septième vertèbres cervicales, compression qui donnera lieu également à une paralysie du plexus brachial. Pourtant on ne peut incriminer particulièrement ce mode opératoire, puisqu'il ne donne d'accidents qu'à des intervalles très éloignés.

Quand on place les membres le long du corps du sujet il est plus difficile de se prononcer. En effet dans certains cas il n'y a pas de compression évidente, d'autres fois on attache les bras du malade au niveau du poignet, il peut y avoir stricture directe par les bandes, ou bien les bras portant sur les bords de la table, il se produit une compression du radial au niveau de la gouttière de torsion ou bien sur le bord interne du cubital, ou à la partie postérieure de l'articulation du coude.

Dans certaines opérations, Estlander, rein flottant, tuberculose ou lithiase rénale, le poids du corps porte complètement sur le membre supérieur du malade et l'on est passible d'avoir une véritable paralysie par compression.

Il ressort de ces faits, que la plupart des paralysies des membres, après l'administration du chloroforme, sont dues à deux causes principales : élongation ou compression.

Les paralysies des membres étant mises hors de cause il nous reste à savoir quel rôle peut jouer le chloroforme comme toxique, surtout s'il contient des impuretés, et si les accidents qu'il produit peuvent être comparés aux paralysies toxiques.

Quand dans une opération l'on emploie le chloroforme, il faut qu'il soit chimiquement pur. Quelles sont les conditions nécessaires pour obtenir ce résultat ?

D'après Regnauld ces conditions sont les suivantes : Le chloroforme pur est transparent, il ne doit pas dégager de mauvaise odeur ; versé en petite quantité sur la paume de la main, il doit s'évaporer rapidement sans laisser de résidus blancs, indiquant la présence de produits moins volatils.

Le chloroforme pur ne doit pas se troubler au contact de l'eau, ou alors il contient de l'alcool ; il ne doit pas non plus rougir la teinture de tournesol, ce qui indiquerait la présence d'acide chlorhydrique. Cette substance ne doit pas non plus précipiter le nitrate d'argent, sous peine de contenir du chlore ; elle ne doit pas se colorer en noir par l'acide sulfurique, ce qui indique la présence de matières organiques ; enfin elle ne doit se troubler à chaud sous l'influence de potasse caustique, présence d'aldéhyde.

Tels sont les principaux caractères d'un chloroforme pur, mais il est une substance qu'il est important de connaître et que l'on décèle par la bilirubine : c'est l'acide chloroxycarbonique.

Cet acide donne en présence de la bilirubine une coloration verte, et si le chloroforme n'en contient pas, on obtient une coloration jaune brun. C'est cet acide qui, paraît-il, est l'occasion des accidents les plus graves dus au chloroforme. Sa présence est signalée quand on endort le malade par un violent hoquet.

Quels sont les principaux accidents produits par le chloroforme pendant la narcose ?

On peut les diviser en deux groupes principaux : les uns sans gravité, les autres pouvant produire une syncope mortelle.

Les premiers sont caractérisés par de la toux plus ou moins rebelle, de l'agitation surtout chez les alcooliques, de l'embarras de la respiration.

Les accidents plus graves présentent comme symptômes, du hoquet, de la contracture du diaphragme, de la congestion de la face ou bien de la pâleur et de la petitesse du pouls.

L'arrêt du cœur et de la respiration, syncope bulbaire de Duret, ne se produisent que très rarement, et sont dus à l'excitation puis au ralentissement des accélérateurs cardiaques de la môlle cervico-dorsale.

Ces symptômes surviennent généralement dès le début de la chloroformisation, le malade peut succomber à une véritable syncope bulbaire ; mais la véritable phase toxique ne se produit qu'au déclin de la narcose, lorsque le sang est surchargé de chloroforme.

D'après Franck l'arrêt toxique n'est jamais instantané ni total d'emblée, il s'annonce progressivement par de l'affaiblissement artériel, la distension croissante des jugulaires, l'arrêt des oreillettes.

Mais, pourrait-on-dire, la véritable intoxication par le chloroforme ne survenant qu'à une période assez avancée de l'opération, serait donc produite par l'absorbtion d'une plus ou moins grande quantité de cette substance ?

D'après les observations publiées par Verhoogen, Ingelrans, Schwartz, Büdinger, il ressort que les diverses opérations ont eu une durée des plus variables.

Le narcose a duré tantôt un quart d'heure, tantôt

une demi-heure, trois quarts d'heure à une heure et demie au plus ; la quantité de chloroforme employée ne dépasse guère 60 à 100 grammes, et nous voyons dans une des deux observations du Dr Casse, qu'il a eu des accidents sérieux avec une narcose d'une demi-heure et 30 grammes de chloroforme.

Les accidents qui se produisent après l'emploi du chloroforme sont donc indépendants et de la durée de l'opération et de la quantité absorbée.

Les symptômes toxiques produits par cette substance peuvent-ils être comparés à ceux du plomb, du mercure, du bromure, de l'arsenic et de l'alcool ?

Si l'on examine les différents accidents produits par ces substances, on est frappé d'un fait, c'est de leur apparition lente, survenant après abus ou absorbtion continue, et de leurs manifestations presque toujours identiques.

Le saturnin, par exemple, aura souvent au début des coliques avec liseré plus ou moins marqué sur les gencives, de l'encéphalopathie, puis de la paralysie des extenseurs, souvent même des fléchisseurs.

L'alcoolique a un habitus spécial, il mange peu, a des cauchemars, du tremblement des doigts, des crampes, des fourmillements et des crises de délirium tremens.

Chez les hydragyriques les symptômes d'intoxication débutent par une violente stomatite, des coliques, de la diarrhée, du tremblement des membres inférieurs et de la face. Le bromure a aussi une action caractéristique, marquée par de l'affaiblissement général, la diminution des diverses facultés, de l'abolition des reflexes.

Pouvons-nous également comparer les accidents de l'arsenic, embarras gastrique, éruptions, catarrhe laryngo bronchique, paralysies débutant par le membre inférieur, puis s'étendant au tronc avec atrophie musculaire, abolition de la contractilité et des reflexes tendineux ?

Les accidents produits par le chloroforme ne présentent ni cette constance dans leur symptômes, ni cette régularité dans leur marche progressive. Ils sont peu fréquents, inconstants dans leurs localisations et dans leur durée.

Tels sont les principaux arguments que l'on peut développer au point de vue de l'effet toxique du chloroforme. Une autre interprétation tout à fait rationnelle a été donnée de ces accidents : en effet, d'après une autopsie faite par Depage, une autre par Büdinger, on ne trouve rien de remarquable au point de vue toxique, mais des lésions tout à fait différentes.

Le chloroforme produit sur le rein une action passagère caractérisée par l'albumine ; on lui attribuerait une action analogue sur les centres nerveux, soit par transformation histologique de leurs éléments, soit par nécrose.

Diverses expériences ont été pratiquées sur des animaux pour rechercher ces lésions. Heymans a injecté du chloroforme à des animaux, des souris et des chats notamment, et ces sujets n'ont présenté aucun phénomène nerveux apparent. Il a constaté cependant des modifications profondes des appareils de la vie végétative et de leurs sécrétions. D'après cet auteur, si le chloroforme ne tue pas pendant la narcose chirurgicale, cela tiendrait à une action trop passagère, et à ce que la vitalité des éléments des tissus, un moment déviée de sa marche normale, reprendrait son activité dès que le chloroforme est éliminé. Le chloroforme n'aurait donc, par suite de sa très grande volatilité, qu'une action passagère sur les tissus, et ne pourrait en léser profondément les divers éléments.

Demoor, par contre, a constaté que le chloroforme exagère l'activité des tissus, et produit leur destruction rapide. Dans d'autres cas, les lésions dues au chloroforme porteraient sur les prolongements cellulaires des neurones, qui prendraient l'aspect moniliforme. Brissaud, Charcot, Bouchard, Brouardel, Achard font ressortir les mêmes faits dans leurs travaux.

Verhoogen rapporte qu'ayant chloroformé des souris, leurs moelles, et leurs gros troncs nerveux, bien avant la mort, n'étaient plus excitables. D'autres expériences, publiées par leurs auteurs, fournissent une explication plus ou moins caractéristique, Mme Dejerine Klumpk a noté des modifications oculo-pupillaires, du myosis avec rétrécissement de la fente palpébrale ; Pagentescher insiste sur le rétrécissement du globe de l'œil et l'applatissement de la joue. Dans sa thèse de 1885, Sauve fait le récit d'une expérience pratiquée par lui sur un chat avec du chloroforme ; cet animal ayant pris du chloroforme s'endort, puis survient de la résolution musculaire. En pleine résolution se produisent des accidents convulsifs aux membres postérieurs, puis de la rigidité aux membres antérieurs. Ces accidents vont en augmentant, et l'animal est pris, environ cinq minutes après, de trémulation généralisée. Le chat se réveille, essaie de s'asseoir, mais présente du tremblement du train de derrière, la marche est impossible.

Le lendemain la paralysie est presque absolue, sans diminution de la sensibilité aux membres postérieurs, l'animal marche en traînant le train de derrière, il ne peut se tenir debout et la mort arrive rapidement. Malgré ces différentes constatations au point de vue fonctionnel, Sauve n'a pas fait l'autopsie de l'animal si bien qu'il n'a pu donner une interprétation quelconque à ces différentes lésions.

A côté de ces accidents portant exclusivement sur les éléments du système nerveux, certains auteurs disent que l'on a affaire à une véritable nécrobiose des centres nerveux, portant surtout sur la couche corticale, et rappelant, d'après Bastianelli et Frankel, la nécrose phosphorée.

Il y aurait donc du côté des centres cérébraux une véritable dégénérescence avec ramollissement. A côté de cette interprétation, il y en a une autre qui porte sur la circulation encéphalique.

Schwartz dit que sous l'influence des efforts, des cris, des vomissements survenant pendant la période d'excitation, il peut se produire, chez les gens déjà atteints de lésions des vaisseaux, une rupture vasculaire, d'où les symptômes d'hémiplégie.

A l'appui de ces faits, nous citons l'observation de Depage, qui a examiné un sujet atteint de ramollissement du lobule paracentral, mais il a soin d'ajouter que sous l'écorce cérébrale, il y avait déjà un ancien foyer hémorragique. Carle et Mosso auraient observé de l'hyperhémie nerveuse, Kobert et Ackermann de la vaso-constriction avec rétraction cérébrale.

Quoi qu'il en soit, d'après ces théories différentes, il est difficile d'assigner au chloroforme des lésions déterminées. Il peut donner lieu lui-même à des accidents en produisant de la dégénérescence et de la nécrobiose, ou bien favoriser la marche de certaines lésions dont on ne soupçonnait pas l'existence.

On ne peut guère incriminer l'âge des malades puisque celui-ci va environ de dix-huit à soixante ans, et que les accidents se produisent indifféremment chez les jeunes gens ou les vieillards. Mais on ne pourrait en dire autant de leur état général.

Souvent, comme nous l'avons déjà fait remarquer, c'est une lésion vasculaire, cardiaque que l'on n'a pas reconnue, à laquelle on est redevable d'un accident chloroformique. Cependant l'état général du malade peut y prendre une certaine part, surtout si l'on endort un sujet débilité, fatigué ou atteint d'une maladie infectieuse.

Les observations que le Dr Casse a publiées dans sa communication en sont une preuve convaincante. Le premier sujet est une jeune fille opérée pour localisation tuberculeuse au tibia, le second est atteint d'ostéomyélite des os du tarse et profondément émaciée. Ces conditions sont les plus fâcheuses, car d'un côté on est en présence d'une lésion grave, de l'autre d'affaiblissement, d'amaigrissement, par conséquent, de mauvaise préparation de l'organisme pour se défendre des accidents paralytiques.

Les individus atteints de maladies infectieuses, chez lesquels, streptocoques, straphylocoques, pneumocoques, produisent une sécrétion abondante de toxines, sont dans un état d'infériorité telle, que le chloroforme peut joindre son action paralysante sur le système nerveux, à celle de différentes toxines sécrétées par les microorganismes.

On ne doit pas perdre de vue l'hystérie, pouvant occasionner une hémiplégie de forme la plus grave. Lacaille rapporte un de ces cas, dans lequel heureusement l'hystérie était soupçonnée ; il y eut guérison de l'hémiplégie par suggestions successives. On ne doit pas non plus oublier la syphilis, et interroger le malade minutieusement.

Ces accidents sont-ils fréquents ? et sont-ils de nature à nuire à l'emploi du chloroforme comme anesthésique ? Nullement; d'abord ces accidents sont rares, ensuite ils ne sont généralement d'aucune gravité. L'éther n'est-il pas bien moins dangereux et plus commode à manier ?

Colles, Ollier, Gurlt ont donné sur l'emploi de l'éther de magnifiques statistiques, prétendant ne pas avoir eu un seul accident, et que le chloroforme leur a donné, en moyenne, une mort pour plus de deux mille opérations. Ce chiffre est en tout cas bien minime et peut faire songer à une complication imprévue.

L'éther est-il plus facile à administrer ? Donné à dose progressive, l'excitation des noyaux du pneumogastrique étant moins vive, il y aurait moins de péril. D'après les expériences, il faudrait prolonger pendant cinq minutes au moins l'inhalation pour produire une syncope mortelle.

La zone maniable de l'éther est évidemment plus étendue, quarante grammes au lieu de douze pour le chloroforme (Wallas). Peut-être avec l'éther a-t-on moins d'alertes, un sommeil plus calme, un réveil plus facile, moins désagréable au malade.

Il est impossible cependant de refuser au chloroforme les avantages suivants sur l'éther : action anesthésique beaucoup plus rapide ; excitation du début beaucoup plus faible et plus courte, et d'après Héloing, il produit une anesthésie beaucoup plus soutenue dans les grandes opérations. Enfin il n'est pas inflammable comme l'éther, condition assez importante, si l'on est appelé à opérer d'urgence, la nuit. Tout au plus l'éther serait-il plus favorable aux sujets porteurs de lésions graves des viscères abdominaux.

Ainsi donc les accidents post-chloroformiques sont si rares, l'anesthésie produite par cette substance si complète et si rapide que son emploi général est pleinement justifié.

OBSERVATION I

Nord médical, n° 92. Août 1898. — *Phocas.* — *Paralysies post-opératoires.* — *Hystérectomie abdominale pour fibrome.* — *Hémiplégie post-opératoire.* — *Amélioration.* — *Guérison.*

Mme B..., habitant Gravelines, vient au mois d'avril 1898 pour une tumeur du ventre. Femme de 46 ans ne paraissant pas son âge, tenant un emploi de caissière dans une grande administration. Bien portante. Ses règles étaient régulières, mais plus abondantes dans les derniers temps. Elle ressent des douleurs abdominales, le ventre gonfle.

A la palpation, on trouve au niveau de la région ombilicale une tumeur ronde, régulière, du volume d'une tête de fœtus à terme. Tumeur mobile facile à déplacer en tous sens, pouvant donner l'impression d'un rein flottant.

Le diagnostic n'est pas confirmé.

En pratiquant le toucher d'une main et en imprimant à la tumeur des mouvements avec l'autre, on arrive, quand on a déplacé la tumeur au maximum, à communiquer des mouvements à l'utérus lui-même.

On diagnostique un fibrome pédiculé. Une masse rétro-utérine rend le diagnostic douteux. On fait une opération abdominale à cause de la mobilité de la tumeur. Il n'y a rien de particulier dans les urines.

L'opération a lieu le 16 avril 1896, avec les docteurs Buté et Sombret. Chloroforme.

On fait la laparotomie. La tumeur est tirée en dehors, saisie et coupée au niveau de son pédicule, qui est gros comme le petit doigt et assez long. On fait une ligature et on examine l'utérus. Celui-ci est très volumineux et on n'arrive pas à sentir le cul-de-sac de Douglas. L'utérus présente, en outre, de nombreux petits fibromes à sa surface.

On cherche à les énucléer pour conserver la matrice.

Par suite d'une hémorragie, on fait l'hystérectomie.

On continue a donner le chloroforme à doses massives.

La malade fait du bruit en respirant et présente le signe caractéristique de fumer sa pipe. Il y a donc de la paralysie faciale. On donne moins de chloroforme et la malade est remise dans son lit.

L'opérateur ne s'attend pas au prompt réveil de la malade, l'opération ayant duré une heure et demie après administration de 100 grammes de chloroforme.

A trois heures de l'après-midi on revoit la malade, trois heures après l'opération. Celle-ci est dans le coma, la respi ration bruyante et fumant la pipe.

Elle s'était réveillée, avait parlé et était retombée dans le coma.

Le soir, pas de température, 37°,3. Pouls à 100.

Le lendemain, disparition de l'ictus, paralysie complète du côté droit, accompagnée d'aphasie.

Cette dame est très impressionnable, on soupçonne l'hystérie. La sensibilité est restée intacte.

Lendemain, même état. Pas de fièvre. Pouls lent.

Le troisième jour, la malade est examinée par le docteur Combemale, et visitée tous les jours. On rejette l'hystérie. On pense plutôt à une embolie, la malade étant jusqu'à un certain point artério-scléreuse. On recherche la syphilis, on ne trouve rien de positif de ce côté, la dame étant veuve depuis plusieurs années. On institue un traitement purgatif, iodure de potassium. Sous l'influence de l'iodure, les phénomènes de paralysie commencent à s'amender. Quinze jours environ après, la malade est guérie de son opération, elle revient à elle, reconnaît son entourage, mais la paralysie persiste. Pendant trois semaines, elle a de l'incontinence d'urine. La semaine d'après, elle remue le membre inférieur, on la lève et on la met dans un fauteuil. Elle reprend peu à peu et en quittant le service le 14 juin, elle marchait en remuant la jambe et en faisant remuer le membre supérieur.

OBSERVATION II

Hystérectomie abdominale totale pour pyo-salpingite.
Paralysie radiale post-opératoire

Dame âgée de cinquante-sept ans, toujours bien réglée depuis l'âge de quatorze ans, souffre du côté du bas ventre. Comme antécédents personnels, elle a eu la scarlatine à l'âge de vingt ans ; mariée, elle n'a pas eu d'enfants.

A partir de ce moment pertes blanches avec douleurs intermittentes, elle est réglée régulièrement ; cependant au mois de janvier elle a eu des crises douloureuses plus fortes. Au mois de janvier elle est prise d'une attaque d'influenza : les règles deviennent plus doulourenses, la malade continuait cependant à travailler jusqu'au mois de mai.

A cette époque elle ressent des douleurs très vives, et un grand accablement. Elle se met alors au lit, et l'on constate de la péritonite, avec pouls rapide, ventre ballonné, vomissements. On lui applique de la glace.

Le Dr Phocas examine la malade avec le Dr Lemoine, trouve l'utérus immobilisé, douloureux sans être accompagné cependant de tuméfaction très nette des annexes. On temporise pour laisser disparaître les phénomènes aigus, on fait un traitement intra-utérin pour conserver les annexes. On fait un curetage le 7 mai, et à la suite de ce curetage, la douleur est calmée pendant trois à quatre jours. Dès le quatrième jour, survient une crise douloureuse très forte, que le laudanum et les cataplasmes parviennent à peine à calmer.

Au toucher l'on trouve un utérus très gros dépassant la symphise et faisant corps avec une tuméfaction située surtout à droite et perceptible au palper, visible pendant les mouvements imprimés à la matrice.

Dans ces conditions, le diagnostic de salpingite adhérente à l'utérus était probable. Malgré tout la temporisation est conseillée, et la malade part chez elle. En juin la malade consulte de nouveau, elle est au lit. Cette malade a des crises douloureuses, de la constipation, du ballonnement du ventre ; le pouls est rapide (90 pulsations) quoique la fièvre soit modique avec quelques frissons, indiquant la suppuration mais sans fluctuation.

On rejette l'hystérectomie vaginale, le vagin et la vulve sont très étroits, l'utérus immobilisé ne peut s'abaisser qu'avec de grandes difficultés ; cependant il n'y a pas de poche proéminente dans le vagin.

Le 12 mars, la laparotomie est décidée, l'anesthésie se fait au chloroforme et à l'éther, dans la position de Trendelenbourg sur le lit d'opération de Délagénière.

On trouve une grosse masse située à droite et recouvrant l'utérus et se continuant en arrière dans le cul-de-sac de Douglas. Cette masse est fluctuente et peu adhérente. Evacuation du pus avec des éponges, énucléation de la trompe entre deux ligatures, et de la partie supérieure du ligament large. L'utérus était gros et adhérent à cette masse, on en fait l'ablation.

Pour ce faire, on le bascule sur le côté et l'on trouve une autre poche kystique dont on fait l'énucléation. Cette poche était très volumineuse, et contenait une grande quantité de sérosité. On laisse un moignon du col utérin, l'on fait une suture du péritoine aux tuniques du rectum, l'isolement des parties dénudées du bassin ; on fait le drainage vaginal avec une mèche de gaz iodoformée. On ne fait pas de lavages, mais simplement des attouchements avec une solution phéniquée, des surfaces souillées. Enfin suture de la paroi abdominale sans drains.

L'opération a duré une heure et demie, la malade a été réveillée très facilement. Au réveil l'avant-bras gauche remue difficilement ; il n'y a pas d'élévation de température, le pouls est fréquent entre 120 et 130 jusqu'au quatrième jour. Guérison.

On a du côté du bras, affaire à une paralysie radiale type ; l'avant-bras légèrement fléchi sur le bras, la main est fléchie sur l'avant-bras et en pronation. Les doigts sont fléchis dans l'intérieur de la main, la flexion et l'extension en sont impossibles. De même la malade est dans l'impossibilité de redresser le poignet et d'imprimer des mouvements latéraux à sa main, celle-ci étant posée sur un plan horizontal. La sensibilité demeure intacte, et la malade ne ressent que quelques fourmillements du côté de l'index et du pouce les jours suivants.

Sous l'influence du massage et d'un peu d'électricité, le

poignet s'est redressé et la paralysie disparaissait cinq semaines après. Cause de la paralysie, stricture des bras les bras de la malade ayant été attachés pendant l'opération.

OBSERVATION III

Lacaille (Blois), *Journal de Médecine de Paris*, n° 32. *Société médicale*, 9 août 1896. *Société médicale de l'Elysée* (Séance du 6 mars 1896). *Hémiplégie post-chloroformique.*

Lacaille fait part d'un incident qui l'avait beaucoup effrayé au cours d'une anesthésie par le chloroforme.

Un de ses confrères et ami, lui avait confié une malade atteinte d'un volumineux fibrome, donnant lieu à d'abondantes hémorragies. En examinant le col, on constatait la présence de deux petits polypes, qui s'y étaient engagés. Avant de traiter le fibrome par l'électrolyse, le chirurgien fit l'énucléation par l'anse galvanique. Cette femme, âgée de quarante-cinq ans, était très nerveuse, et de plus, très anémiée par ses pertes répétées. Cette personne était impressionnable à l'excès. Elle fut endormie au chloroforme. La quantité employée n'atteignit pas la moitié des flacons de 60 grammes d'Adrian. Opération régulière. Le chloroforme est cessé depuis cinq minutes quand l'on reporte la malade dans son lit.

On constate alors de la déviation de la bouche du côté droit, et en même temps de l'inertie de la jambe et du bras du même côté. Le chirurgien et l'entourage sont inquiets. Ne sachant comment faire et soupçonnant l'hystérie, on se trouvait en face de simples phénomènes d'inhibition nerveux, d'ordre hystérique.

L'on fait des suggestions successives : on fait croire à la malade qu'elle est réveillée, qu'elle peut remuer la jambe. Elle obéit à ces suggestions, reprend la parole, et ne conserve aucune trace d'hémiplégie.

On fait l'électrolyse intra-utérine et les pertes sont arrêtées.

Du reste, dans la suite, le chirurgien assista à des symptômes d'hystérie, tels que peurs, joies intempestives, humeurs noires, attitudes diverses. Depuis qu'elle est guérie, la malade est notablement moins nerveuse qu'avant l'opération.

OBSERVATION IV

ANGELESCO, *Presse Médicale* du 16 mai 1896, n° 40.

La nommée Angèle L. est entrée dans le service de mon maître, M. Chaput, à la Salpêtrière, salle Lallemand, lit n° 8. On pratique l'anesthésie à plusieurs reprises à l'éther avec le masque de Wancher.

Au cours d'une incision faite pour une intervention exploratrice au niveau du coccyx et du sacrum. La malade se trouvait dans le décubitus latéral droit. L'opération avait duré une heure et demie à peine. A la suite, paralysie faciale du côté droit, cette paralysie occupant les muscles de l'avant-bras, le biceps n'étant pas atteint. Paralysie passagère, puisque la patiente exécutait quelques mouvements avec la main et avec les doigts.

2e OBSERVATION V

Hermann G., âgée de cinquante-deux ans, entre à Beaujon, salle Laugée, lit n° 4, dans le service du Dr Lucas

Championnière. Il s'agit d'opérer une femme atteinte de salpingite gauche.

En juillet 1895, le Dr Championnière pratiqua la salpingectomie.

La malade est anesthésiée au début à l'éther avec le masque Juliard, puis la narcose est continuée au chloroforme. La narcose a duré une heure. Immédiatement après le réveil, on constate une paralysie radiale du côté droit. La paralysie est limitée aux muscles de l'avant-bras, le biceps est intact. Cependant, il est impossible de faire contracter les extenseurs de la main droite.

La supination est abolie, les mouvements de latéralité également ; la sensibilité est compromise dans la sphère du radial. Quinze jours après, massage et électrisation des muscles paralysés ; un mois après les mouvements sont en partie revenus, deux mois après ils sont normaux, trois mois après enfin, guérison.

3e OBSERVATION VI

Rosalie D., âgée de trente-cinq ans, entre pour une salpingite double à Beaujon au mois de janvier 1896, lit n° 19. Service de M. le Dr Championnière.

Le 10 janvier 1896, M. le Dr Championnière pratiqua l'hystérectomie, avec anesthésie par le chloroforme, la durée de l'opération est d'environ quarante-cinq minutes. Au réveil on constate une paralysie radiale gauche ; l'attitude du membre est la suivante; la main fléchie sur le poignet à angle droit, les mouvements d'extension sont complètement impossibles, de même elle ne peut étendre les doigts, que lorsque l'on lui en immobilise les premières phalanges.

En mettant la main sur un plan horizontal, les mouvements de latéralité sont impossibles (paralysie du cubital postérieur et des radiaux).

Les deux supinateurs sont également compromis car la malade est à peu près dans l'impossibilité de faire des mouvements de supination; pourtant on observe encore quelques mouvements de supination peu étendus.

Les mouvements d'extension de l'avant-bras sur le bras sont normaux, le triceps n'est pas atteint, les troubles de la sensibilité sont très nets; la malade ne sentant presque pas les piqûres qu'on lui fait. La sensibilité au froid et à la chaleur est également diminuée.

Quinze jours après l'opération on commence l'électrisation et le massage. Un mois après, au mois de février les symptômes paralytiques ont un peu diminué. La main forme encore avec l'avant-bras un angle légèrement obtus. L'extension des doigts de la main est imperceptible, de même pour l'exécution des mouvements latéraux de la main.

De tous les muscles c'est le long supinateur qui semble avoir recouvré le plus d'énergie. Au mois de mars, un mois et vingt-et-un jours après, tous les mouvements de l'avant-bras sont possibles, les muscles ont recouvré leur contractilité, à peu près complète.

Au 10 mars tout est terminé.

OBSERVATION *a)* VII

CASSE (*Annales de la Société belge de Chirurgie*), Mars 1897.

Paralysie faciale.

Jeune fille âgée de 22 ans, atteinte de tuberculose du tibia. Quand la malade vient consulter, elle accuse une température variant entre 39 et 40 degrés, pouls petit, fréquent à 150. La malade ressent des douleurs de jambe intolérables, surtout au niveau du 1/3 supérieur du tibia. Elle a subi un curettage six semaines auparavant, il est resté un bourgeon saignant. Il se produit des hémorragies remontant à plus de quinze jours.

On incise les tissus, et l'on tombe sur une poche sphacécée, remplie de sequestres provenant du 1/3 supérieur de l'os, dont la partie inférieure est nécrosée. On fait une résection à cinq centimètres de l'articulation tibio-tarsienne.

La narcose dure 3 quarts d'heure environ, la malade a pris cent grammes de chloroforme. Au réveil l'on constate une paralysie du côté gauche de la face. Il ne se produit pas d'autres accidents. La paralysie faciale est facilement guérie.

OBSERVATION *b)* VIII

Dans cette observation le docteur Casse a eu affaire à un jeune homme de quatorze ans, qui se trouvait dans des conditions très fâcheuses.

Le malade était profondément émacié, se trouvait dans un véritable état de misère physiologique, le pouls battait entre 130 et 140 pulsations par minute, la température oscillait entre 39°,5 et 40 degrés.

Le malade était atteint d'insomnie constante. Comme lésion il présentait de l'ostéomyélite des os du torse. Le 26 janvier, résection des os du torse endommagés ; narcose durant environ. La quantité de chloroforme administrée a été de trente grammes. Au réveil, les extenseurs de l'avant-bras gauche sont complètement paralysés ; l'action des fléchisseurs est très affaiblie.

Trois semaines après, la paralysie disparaît.

OBSERVATION IX

Echo Médical du Nord, juin 1898. (N° 76.)

La malade est une femme âgée de quarante-six ans, employée de commerce et toujours bien portante. Chez le mari, ancien mari ; on pouvait soupçonner la syphilis ; celui-ci ayant eu à différentes époques des attaques épileptoïdes, surtout pendant les quatre dernières années de son existence.

Cette malade n'a eu aucun accouchement ni avortement, elle est d'un tempérament très nerveux, elle n'a cependant éprouvé ni convulsions, ni aucun ictus. Elle est atteinte de fibromes. Laparotomie. Il ne se produit aucun incident opératoire, l'on ne constate aucun accident au réveil, vers quatre heures de l'après-midi.

L'opérateur revoit la malade quinze jours après, et constate une hémiplégie droite très manifeste. Il n'y a pas d'aphasie, par contre la motilité et la sensibilité ont disparu.

Au bout de quelques jours la parole revient, d'abord faible et émise avec effort. Trois semaines après l'intervention chirurgicale, l'incontinence vésico-rectale est complète.

Puis la sensibilité revient, la malade peut fermer les yeux et tirer la langue. L'auscultation du cœur ne donne rien d'anormal.

L'amélioration continue, la parole est très compréhensible. On administre de l'iodure de potassium, les réflexes redeviennent normaux et la malade quitte l'hôpital très améliorée.

OBSERVATION X (BUDINGER)

Büdinger rapporte l'observation d'une dame Marie L..., âgée de quarante-six ans, à laquelle on a fait une incision exploratrice pour cancer de l'estomac et du foie.

L'opération dure environ un quart d'heure.

Après cette opération le bras gauche reste paralysé et la malade meurt 6 semaines après.

On fait l'autopsie, et l'on trouve un foyer de ramollissement au niveau du pied de la deuxième circonvolution frontale droite.

On trouve de plus de petits foyers dans le centre ovale. Les ganglions, la protubérance et le bulbe sont normaux.

OBSERVATION XI (BUDINGER)

C'est le cas d'une femme Régina M..., âgée de 34 ans. On lui fait l'amputation de la jambe droite pour sarcome. On lui applique la bande d'Esmarch. Cette malade est anémiée, affaiblie ; cependant le cœur, les reins, les poumons sont sains et on ne peut soupçonner de syphilis.

Le lendemain survient de l'hémiplégie droite. Le nerf facial gauche est paralysé, la langue déviée à droite. Diminution de la sensibilité du membre supérieur. Deux jours après, l'opérée commence à dire quelques mots, disparition de la paralysie faciale; en quinze jours plus d'aphasie. En mai rétablissement complet.

OBSERVATION XII (Seuger)

Femme de cinquante-six ans atteinte de cancer du sein gauche, il se produit pendant l'opération, sous l'influence du chloroforme, un peu d'excitation et des vomissements.

La syncope est conjurée. Au réveil, il se produit une hémorragie cérébrale typique. Cependant le facial n'est pas très atteint ; la malade traîne la jambe et peut se servir de son bras.

OBSERVATION XIII (Krumm)

Femme âgée de 58 ans. On lui fait une laparotomie exploratrice pour sarcome de l'ovaire. La durée est de vingt-cinq minutes, et l'on emploie environ 25 centimètres cubes de chloroforme.

A la suite de l'opération surviennent de l'aphonie et de la paralysie faciale droite incomplète. La mort survient par suite de broncho-pneumonie.

OBSERVATION XIV (Franke)

Franke cite le cas d'une jeune fille de vingt-neuf ans à qui l'on fait une laparotomie. Au réveil, paralysie et anesthésie du bras droit.

Trois mois après, l'état n'a pas changé, sauf en ce qui concerne l'anesthésie. On doit soupçonner l'hystérie.

OBSERVATION XV (Schwartz)

Schwartz donne l'observation d'un homme de quarante-cinq ans, ayant une dilatation d'estomac, avec anémie grave. Au mois d'octobre 1896, on lui fait subir la cure radicale d'une hernie. Le chloroforme est assez pénible, le malade se débat, puis survient un arrêt de la respiration pendant environ trois minutes ; le pouls n'a pas cessé de battre. Le lendemain, le malade se plaint de ressentir des fourmillements dans la main droite, surtout dans le pouce et l'index, et ne peut les mouvoir.

Il s'agissait d'une paralysie du long fléchisseur du pouce, du fléchisseur de l'index. Les mouvements de ses différents muscles reviennent successivement, et au mois de mars 1897, le malade est guéri.

OBSERVATION XVI

Ozenne. *Bulletin de la Société de médecine et de chirurgie pratiques.* (Novembre 1898.)

Le sujet de cette observation est un homme de cinquante-huit ans, n'ayant pas eu de maladie sérieuse. Tout au plus vers l'âge de quarante ans, avait-il eu quelques douleurs rhumatismales (sciatique gauche et douleurs lombaires).

On lui applique un traitement : frictions, vésicatoires, pointes de feu, électricité, biodure, sont inutilement mis en pratique. Les névralgies persistent, malgré quelques rémissions passagères.

Cependant, au bout de quelques mois, ce malade est atteint de faiblesse générale des membres inférieurs, de fourmillements dans les pieds, de difficulté pour courber le tronc. Du côté de la névralgie l'on a affaire à une tumeur lombaire, présentant les caractères d'une collection purulente. Abcès probablement symptômatique d'une lésion tuberculeuse.

Siège assez loin des vertèbres, évacuation et curetage. Cocaïne.

Cette intervention et les pansements ne suffisent pas à faire disparaître les accidents qui doivent être dus à la compression.

On procède à une deuxième intervention. Incision et nettoyage du trajet fistuleux, après grattage de la deuxième apophyse lombaire. Les lésions locales sont très modifiées, mais non l'état général du sujet. Affaiblissement qui augmente graduellement de jour en jour. Apparition de divers troubles médullaires ; le malade succombe quelques mois plus tard à la cachexie.

La dernière opération avait eu lieu sous le chloroforme, l'anesthésie n'avait donné lieu à aucun accident. La durée est assez courte. Le malade, tenu dans le décubitus latéral droit, supportait en partie le poids du corps.

La paralysie survient, l'avant-bras droit est fléchi sur le bras, la main à angle droit sur le poignet, les doigts fléchis dans l'intérieur de la main, pas d'impossibilité des mouvements latéraux. Légère anesthésie, qui persiste pendant quelques jours. On fait au malade du massage et de l'électricité. Six semaines après, la paralysie avait presque complètement disparu. Il ne restait qu'un peu de faiblesse dans les mouvements du bras.

OBSERVATION XVII (personnelle)

L... Georges, manœuvre, âgé de 48 ans.

Entré le 3 décembre 1901 à l'hôpital Lariboisière, salle Ambroise-Paré, au nº 17, pour se faire opérer d'un abcès du foie.

Ce malade n'avait pas d'antécédents héréditaires. Le malade avait eu seulement quelques années auparavant des douleurs rhumatismales portant sur différentes articulations mais qui ne l'avaient pas arrêté dans son travail. Pas d'éthylisme apparent.

L'opération a eu lieu dans le courant du mois de décembre. On a trouvé en arrière, du côté du bord postérieur du foie, une collection purulente qui a été évacuée. Le malade a été radicalement guéri de son abcès hépatique. L'opération a duré environ trois quarts d'heure et le malade a absorbé environ 80 grammes de chloroforme.

Au réveil, le malade ne peut se servir ni de son bras ni de sa main droite. Il est atteint de paralysie portant sur les fléchisseurs de l'annulaire et du petit doigt.

Le malade est traité pour sa paralysie, jusqu'au 8 février, dans son lit. Puis il vient à cette époque au service d'électrothérapie. On l'examine plus en détail, et l'on constate : Une diminution très considérable des mouvements de flexion de l'annulaire et du petit doigt de la main droite, qui ne peuvent se refermer sur la paume de la main.

Diminution de la sensibilité à la paume de la main au niveau des deux derniers métacarpiens, de l'annulaire et de l'auriculaire.

A la pression, on réveille une sensation douloureuse très manifeste tout le long du trajet du cubital, spécialement au coude au niveau de la gouttière olécranienne.

OBSERVATION XVIII, analyse cubitale (*suite*)

On remarque une atrophie très notable des muscles de l'avant-bras droit. Le malade est soumis à la faradisation, et la guérison survient au bout d'une dizaine de séances.

OBSERVATION (personnelle)

M... Joseph, employé, entré au mois de février 1902 salle Ambroise-Paré.

Le malade est venu se faire opérer dans le service du docteur Reynier d'une hydrocèle vaginale. L'opération a eu lieu sous le chloroforme. La durée n'a pas dépassé trois quarts d'heure environ. Rien de remarquable pendant la narcose.

Au réveil, le malade s'aperçoit qu'il ne peut plus fléchir l'annulaire et le petit doigt de la main droite. Soigné tant bien que mal jusqu'à ce moment, il vient au service d'électricité le 3 mars. En l'examinant on constate de la diminution considérable dans la flexion des deux derniers doigts de la main droite, qui en se repliant ne peuvent atteindre la paume de la main. A l'exploration on réveille une violente douleur le long du trajet du cubital surtout à l'avant-bras, et à la partie postérieure de l'articulation du coude. Pas de troubles de sensibilité, ni au bras ni à la main.

Malade soumis à la faradisation pendant quinze jours. Quitte le service guéri le 20 mars 1902.

OBSERVATION XIX (personnelle)

L... Eugène, âgé de trente-huit ans. Employé.

Entré à Lariboisière, salle Ambroise-Paré, au mois d'avril 1901, pour y subir une résection costale en raison d'une pleurésie purulente. L'opération a duré une heure environ, le poids du corps a porté sur le bras gauche du malade. Dès la fin de l'opération le malade est atteint d'impotence fonctionnelle du bras ; il ne peut faire de mouvements d'extension, ni fléchir les doigts.

Le malade fut adressé au service d'électricité, le 22 avril 1901.

On constate que le malade ne peut encore se servir de son bras gauche. L'extension et la flexion des doigts est réduite à fort peu de chose surtout celle de l'index et du médius; les muscles extenseurs, radiaux et fléchisseurs sont tous notablement atrophiés. Le malade accuse en outre quelques douleurs irradiées dans l'étendue de l'avant-bras, le long du trajet du nerf médian. Il n'existe cependant pas de troubles de la sensibilité. Parésie des fléchisseurs et des extenseurs par suite de compression du médian au niveau du bras.

Du 22 avril au 22 mai, traitement faradiaque. Au mois de mai, impotence et douleurs ont complètement disparu. Malade guéri.

OBSERVATION XX (personnelle)

A... Léon, âgé de vingt ans, garçon crémier.

Ce malade est entré à l'hôpital Lariboisière, le 20 mars 1901, pour y subir la cure radicale d'une hernie inguinale droite.

Ce malade n'avait pas d'antécédents héréditaires ni personnels appréciables.

L'opération a lieu sous le chloroforme. La durée est d'environ un peu plus de 3 quarts d'heure. Rien de particulier pendant l'opération, si ce n'est que le malade est assez agité au début. Les bras sont attachés à la table par une bande au niveau du poignet ; ils sont pliés le long du corps.

Au réveil le malade ne peut remuer son bras gauche, il ne peut relever le poignet ni étendre les doigts. L'avant-bras est en flexion légère sur le bras, et le poignet fléchi à angle droit sur l'avant-bras. Le 10 avril, le malade est envoyé au service d'électrothérapie. On constata encore à ce moment : flexion du poignet sur l'avant-bras; paralysie des extenseurs, des fléchisseurs ; en faisant mettre la main du malade sur une table, il ne peut exécuter les mouvements latéraux.

Les radiaux et le long supinateur sont également atteints. L'atrophie musculaire cependant, qui porte surtout sur les extenseurs n'est pas très développée. Par contre, on ne constate aucun trouble de la sensibilité, ni au bras ; ni à l'avant-bras. Le malade ressent au niveau du moignon de l'épaule et dans tout le bras comme une sorte d'engourdissement. Le malade a été soumis à la faradisation ; puis au bain statique avec étincelles le long du bras gauche. Vers le 25 avril, le malade avait récupéré complètement sa force musculaire et était revenu à l'état normal.

OBSERVATION XXI (personnelle)

M. Louis, manœuvre, âgé de 45 ans.

Entré au mois de mars 1902, salle Nélaton, pour y subir la cure radicale d'une double hernie inguinale. L'opération dure presque deux heures et ne présente rien d'important du côté du malade. Au réveil le malade s'aperçoit qu'il ne peut plus faire usage de son bras gauche.

Electrisé dans son lit pour paralysie radiale post-chloroformique, il est adressé au service d'électricité le 11 avril 1902.

A l'examen, on trouve une diminution très notable des mouvements du bras : l'extension et la flexion sont difficiles, mais les troubles portent surtout sur le bras ; le malade ne peut lever celui-ci en l'air, ni le porter sur sa tête ; les muscles du moignon de l'épaule, biceps, deltoïde, le corae-brachial, le grand pectoral, les muscles sus et sous-épineux ont subi une atrophie très notable. La peau du bras et de l'épaule dénote une grande diminution de la sensibilité. Paralysie portant sans doute sur le circonflexe et le radial à son origine.

Après une dizaine de séances de faradisation, le malade sort de l'hôpital avec amélioration notable.

OBSERVATION XXII (personnelle)

Louise C..., trente-huit ans, entre salle Denonvillers au mois d'avril 1902, pour se faire opérer d'une salpingite.

Personne très nerveuse, chez laquelle on peut soupçonner jusqu'à un certain point, un peu d'hystérie. Cette personne est arrivée dans le service très fatiguée. L'opération a duré un peu plus de trois quarts d'heure. Rien de remarquable pendant la narcose ; sinon au début, où est survenue une agitation assez violente. Les jambes ont été attachées, enveloppées de ouate, dans la position de Trendelenburg.

Au réveil, la malade ne peut remuer sa jambe droite, ni faire mouvoir son pied, qui reste inerte. Légère atrophie portant à la fois sur les muscles de la cuisse et de la jambe. La paralysie porte surtout sur le groupe musculaire antérieur et externe de la jambe : le jambier antérieur le long extenseur du gros orteil, l'extenseur commun des orteils. Les péronniers latéraux et les fléchisseurs sont eux-mêmes atteints et subissent un commencement d'atrophie. La jambe maigrit, la peau est molle, flasque comme détachée des muscles. Abolition de la sensibilité, diminution des réflexes tendineux. Disparition de la contractilité faradique. Au bout de trois ou quatre jours, la contractilité faradique est un peu revenue, surtout dans le groupe postérieur des muscles de la jambe, nulle dans le groupe antéro-externe. La malade se lève environ une quinzaine de jours après, mais traîne le pied qui est dévié en dedans. La marche est difficile, fatigante.

La malade vient se faire soigner dans le service d'électrothérapie. Il se produit une légère amélioration du côté des extenseurs et du jambier antérieur ; la sensibilité n'est revenue que d'une façon incomplète. La marche est toujours défectueuse. L'amélioration ne se faisant que d'une façon tout à fait lente, la malade perd patience, et ne revient plus. Cette paralysie par compression semble donc avoir eu un pronostic plus grave que les précédentes.

OBSERVATION XVIII (personnelle)

Salle Gosselin. Malade âgée de quatre-vingt-deux ans à laquelle on a fait une hystérectomie (N° 17). Cette femme est atteinte d'impotence fonctionnelle du bras droit.

Atrophie musculaire, paralysie des fléchisseurs, des extenseurs et des radiaux. La malade ne se fait électriser que pendant quelques jours. Sort du service, et ne vient pas à l'électrothérapie.

OBSERVATION XXIV

Salle Voillemier. Malade âgé de 42 ans.

A été opéré pour une hernie inguinale.

Paralysie du bras gauche avec irradiation le long du trajet du radial avec diminution de la sensibilité. L'extension et la flexion sont en partie conservées. Le malade est très amélioré au bout de quelques séances.

OBSERVATION XXV (personnelle)

Mme G..., âgée de 42 ans, opérée salle Demonvillier.

Mars 1902. N° (31.)

Malade entrée dans le service pour subir une hystérectomie abdominale. Elle n'a pas d'antécédents personnels, aucune prédisposition à l'hystérie. Rien de particulier à signaler pendant l'opération, pas d'alerte pendant les chloroformes. Les bras sont étendus le long du corps et attachés par un bandage très lâche au niveau du poignet.

A son réveil, la malade constate qu'elle ne peut plus se servir de son bras droit, paralysie revêtant la forme Duchenne-Erb. Cette paralysie porte sur le deltoïde, le brachial antérieur, le biceps et le long supinateur. Diminution très notable de la sensibilité. Vers le quatrième jour survient une atrophie musculaire assez considérable. Abolition de la contractilité faradique. Quand on excite le point de Duchenne-Erb, on obtient une secousse généralisée du bras, qui se meut tout d'une pièce.

Vers le huitième jour, on commence à obtenir quelques résultats. Réapparition en partie de la sensibilité, des contractions, surtout fibrillaires au début, du long supinateur et du biceps. La malade sort et vient à quelques séances au service d'électrothérapie. La contractilité et le mouvement réapparaissent en partie. A ce moment, la malade ne revient plus à l'hôpital.

CONCLUSION

Les accidents paralytiques post-chloroformiques ne sont pas très fréquents.

Ils se présentent sous deux formes principales : l'une atteignant les membres, de préférence le membre supérieur, localisée au radial, au cubital, au médian ou au plexus brachial en entier.

Ces accidents paralytiques sont dus dans la majorité des cas à de la compression des membres survenant pendant l'opération.

La deuxième forme caractérisée par de l'hémiplégie, de la monoplégie, de la paralysie faciale double ou unilatérale, peut recevoir trois interprétations principales :

Elle peut être l'indice soit d'un ramollissement, soit d'une intoxication.

Cette dernière interprétation n'est pas démontrée et ne se produit en tout cas que dans un très petit nombre de faits. Les deux premières au contraire à peu près appuyées sur des données physiologiques.

Enfin ces accidents paralytiques ont généralement un pronostic de peu de gravité et disparaissent souvent d'eux-mêmes, sans avoir recours à aucun traitement.

INDEX BIBLIOGRAPHIQUE

ANGLESCO. *Presse médicale*, 1896 nº 29.

BASTIANELLI. Analyse dans la Société des Sciences médicales, 1897 t. II, page 625.

BUDINGER. Ueber Lœhmungen nach Chloroformakose. Arch. Klin. Chirurg. XVII.

BENEDIKT. Protocoll der Sitzung der KK. Gesellsch. der Aertze in Wien. 196 (1869).

CASSE. Académie royale de médecine Belge t. IX. nº 2. 1897.

CHIPAULT. Congrès de chirurgie français, 1897.

DEMOOR. Cité par Casse.

DEPAGE. *Journal de médecine de Bruxelles*, 1894, page 293.

DEYDIER. Anesthésie par l'éther, revue générale. Gazette des hôpitaux, 1895.

GARRIGUES. Anestesia paralysiæ (*Journal of medical. Science*).

HOLMOKL ET BENEDIKT (déjà cité).

INGELRANS. *Echo médical du Nord*, 2e année, nº 76. 26 janvier 1878.

KOLISKO. Wiener. Klin Woch, 1893, nº 11.

LACAILLE. Hémiplégie chloroformique.

OZENNE. *Bulletin et mémoires de la Societé médicale et de chirurgie pratique de Paris*, nº 15, 1898.

SCHWARTZ. Chipault et Reboul. Congrès français de chirurgie, 1897.

SEUGER. *Deutsch. medical Woch.* 1894, nº 37.

VAUTRIN ET GROSS. Paralysies post-chloroformiques *Revue médicale de l'Est*, 1894, nº 3. Bulletin de la Société médicale de Nancy, 1895.

VERHOOGEN. *Journal de médecine de Bruxelles*, août 1896.

www.ingramcontent.com/pod-product-compliance
Ingram Content Group UK Ltd.
Pitfield, Milton Keynes, MK11 3LW, UK
UKHW022140170726
13837UKWH00004B/1692

9 782329 119410